Mama's Leche
La Leche de Mamá

Michelle Hackney

Illustrated by / Ilustrado por Mia Ortiz

Dedicated to all breastfeeding moms and their babies.
Dedicado a todas las mamás que amamantan y a sus bebés.

Hohm Press
Chino Valley, Arizona

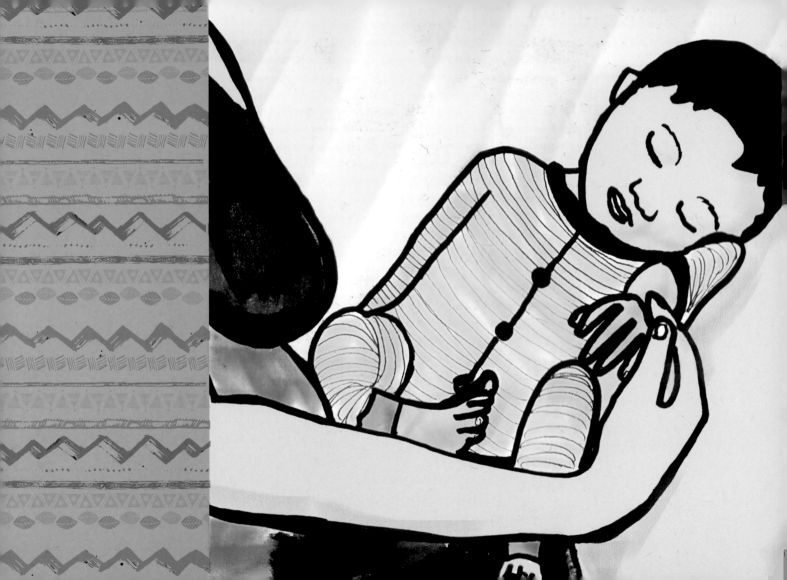

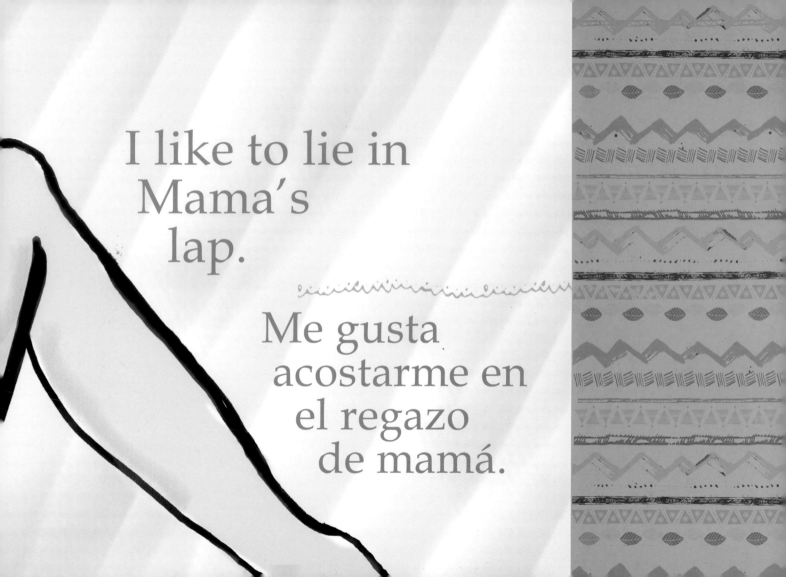

I like to lie in
Mama's
lap.

Me gusta
acostarme en
el regazo
de mamá.

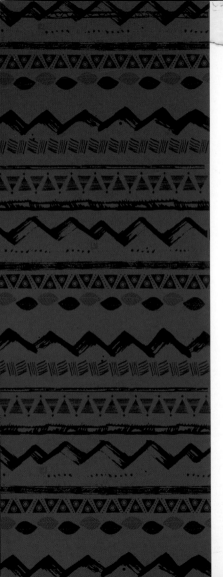

I'm a lazy
kitty cat.

Soy un gatito
perezoso.

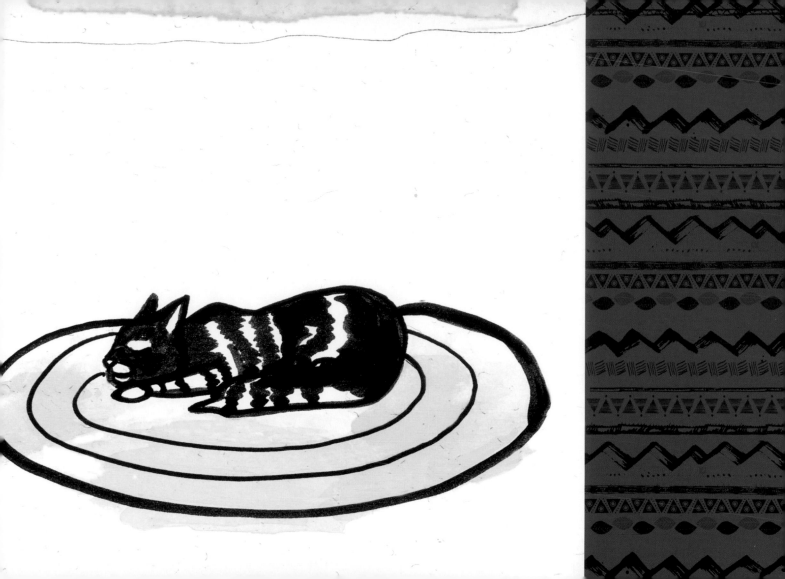

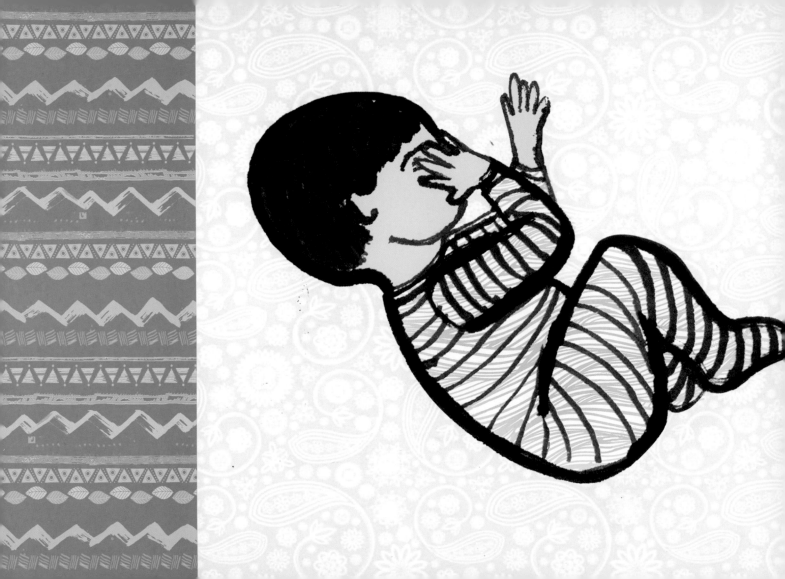

I'm sleepy,
happy, safe
and fat.

~ ~ ~ ~

Tengo sueño,
soy feliz,
estoy seguro
y soy gordito.

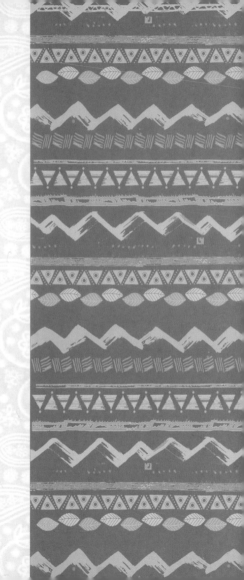

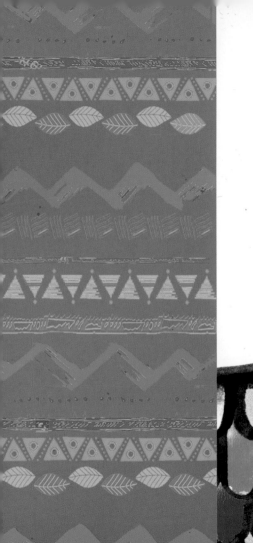

Mama pats my bum.

Mamá me acaricia las asentaderas.

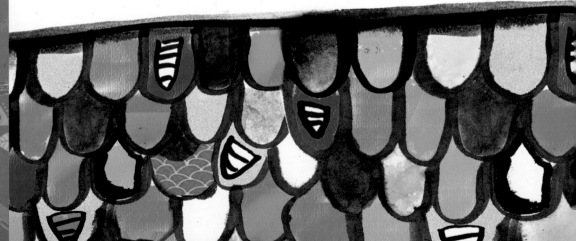

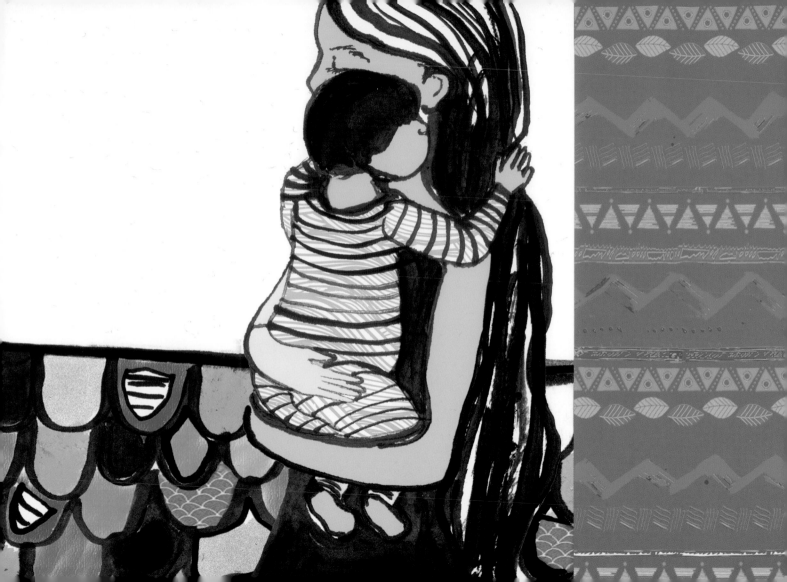

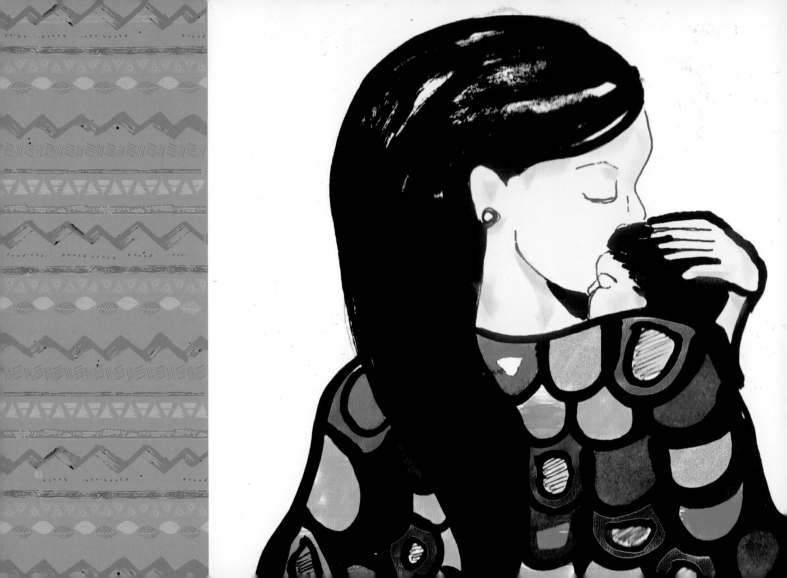

She rubs my hair.

Me frota el pelo.

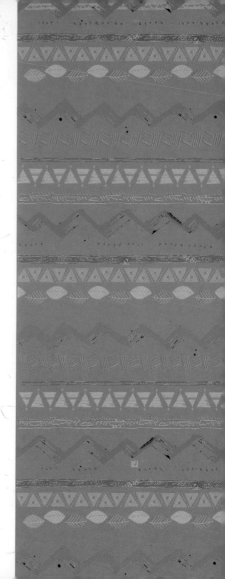

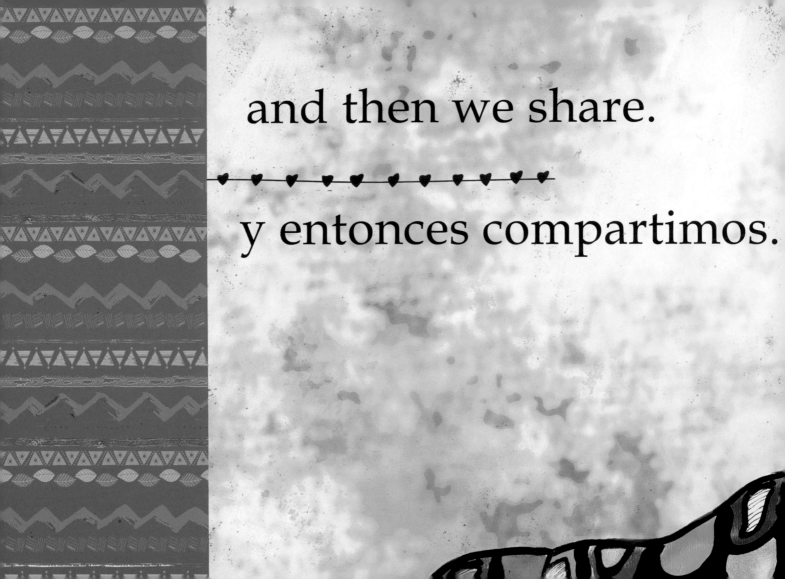

and then we share.

y entonces compartimos.

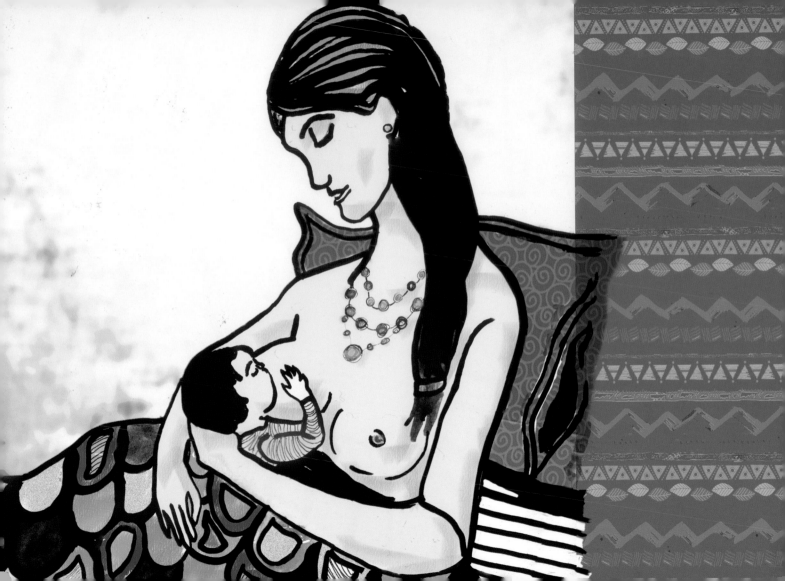

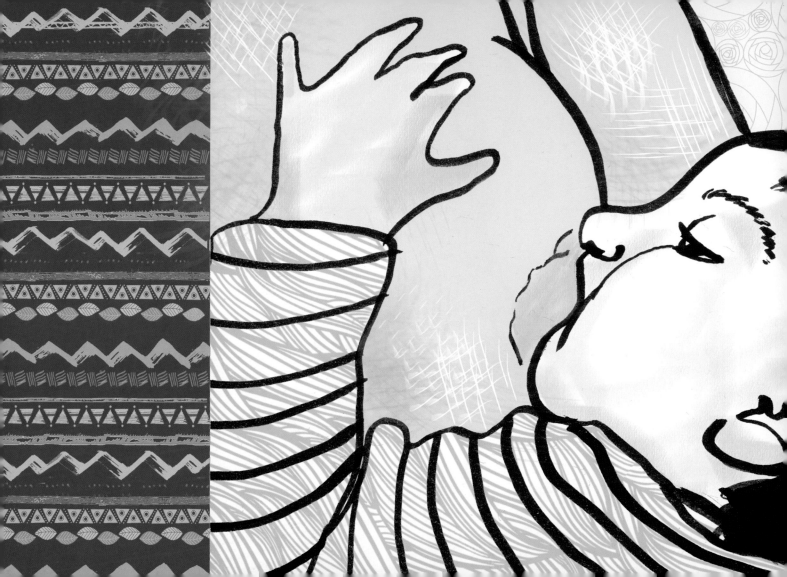

Mama's leche

La leche de mamá

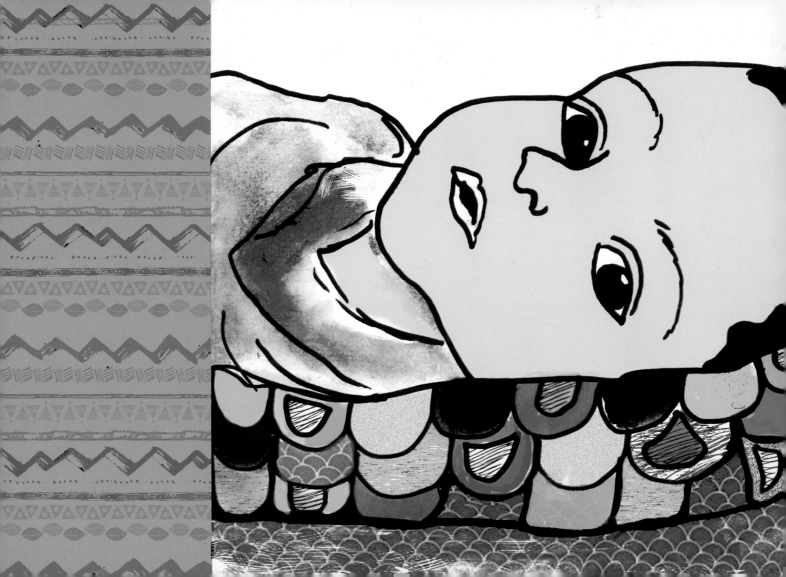

and
then
we
stare.

y entonces
miramos.

Mama's eyes

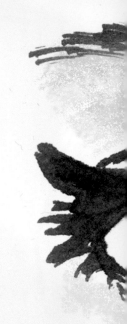

Los ojos de Mamá

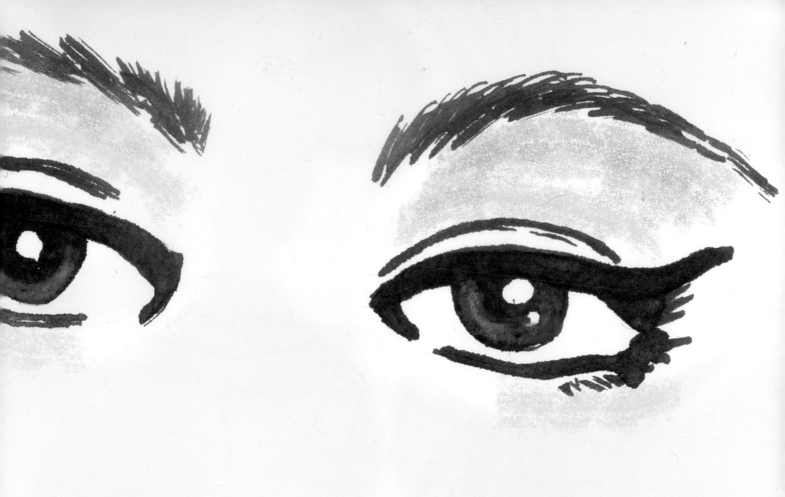

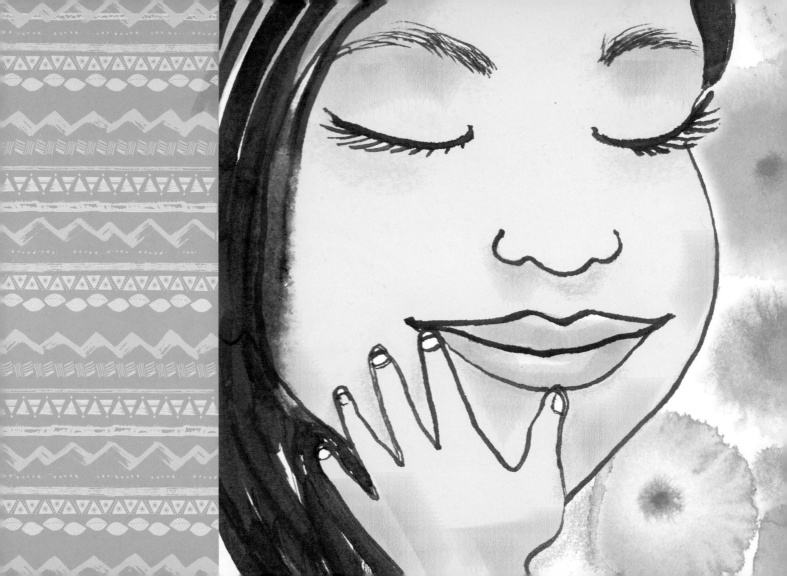

Hello Mama!

¡Hola Mamá!

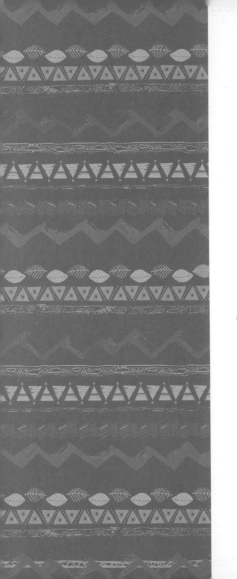

I close my eyes.

∘∞∘∞∘∞∘∞∘∞∘∞∘∞∘∞∘∞∘∞∘∞∘

Cierro los ojos.

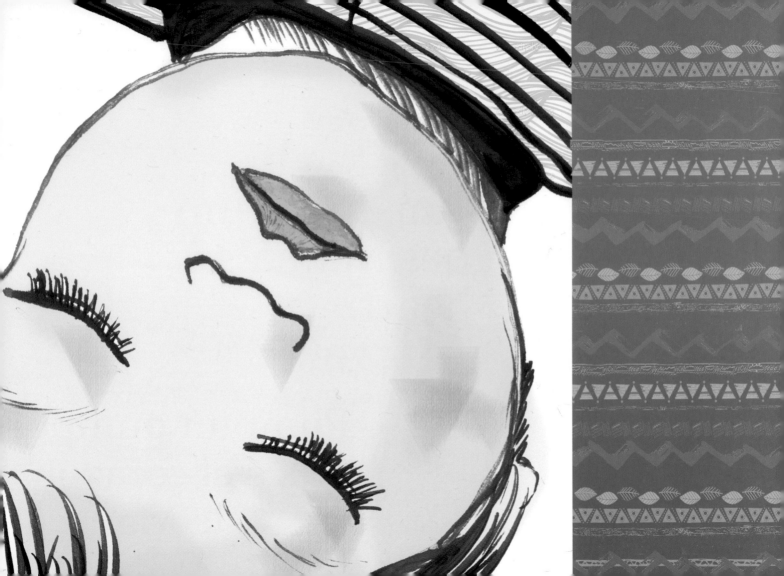

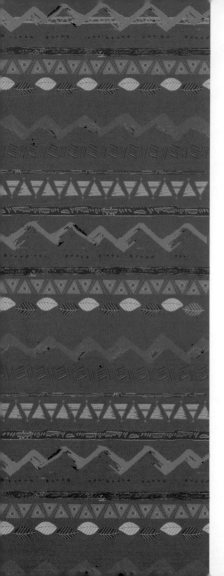

Tum-tum-tum
goes Mama's
  heart.

Pumpún pumpún
dice el corazón
   de Mamá.

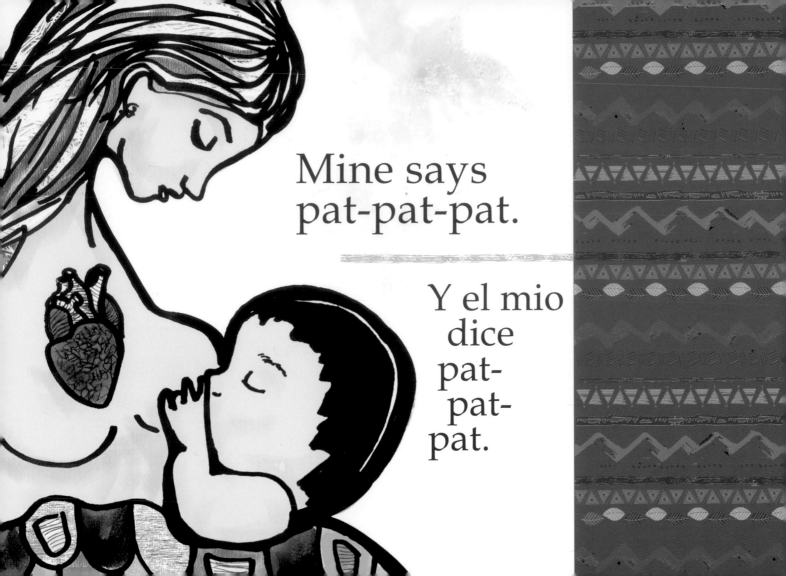

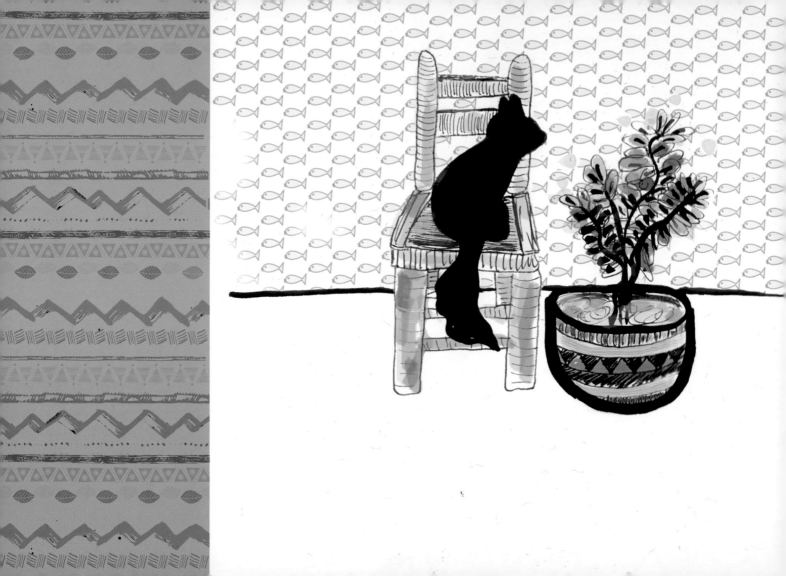

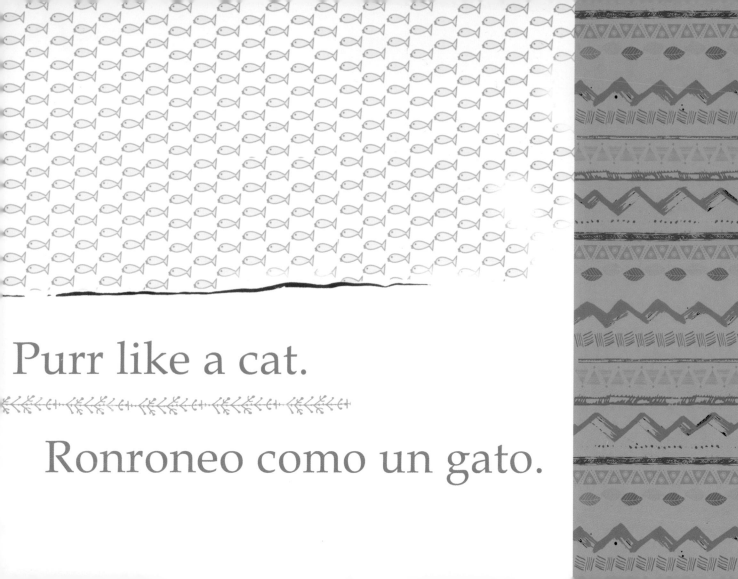

Purr like a cat.

Ronroneo como un gato.

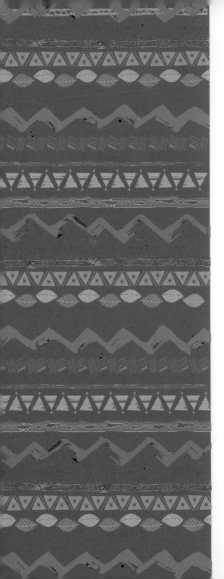

A special treat
warm and
sweet.

Una sorpresa especial
caliente y
dulce.

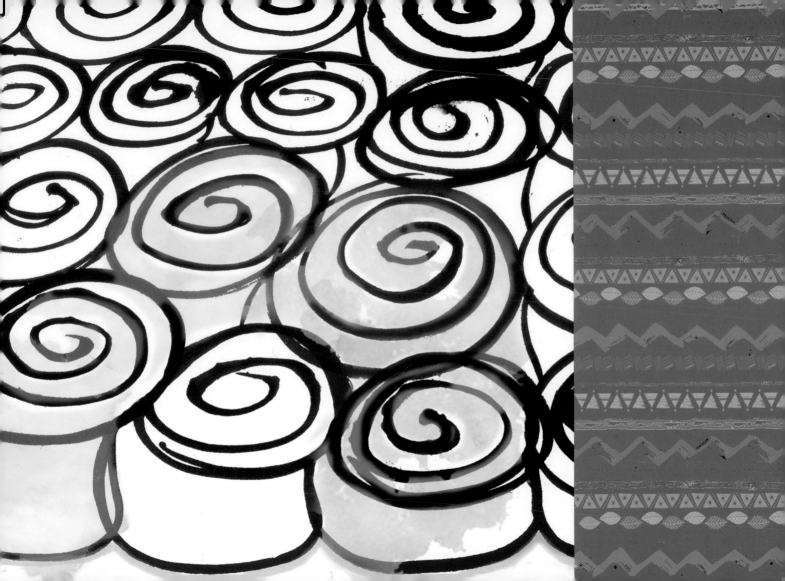

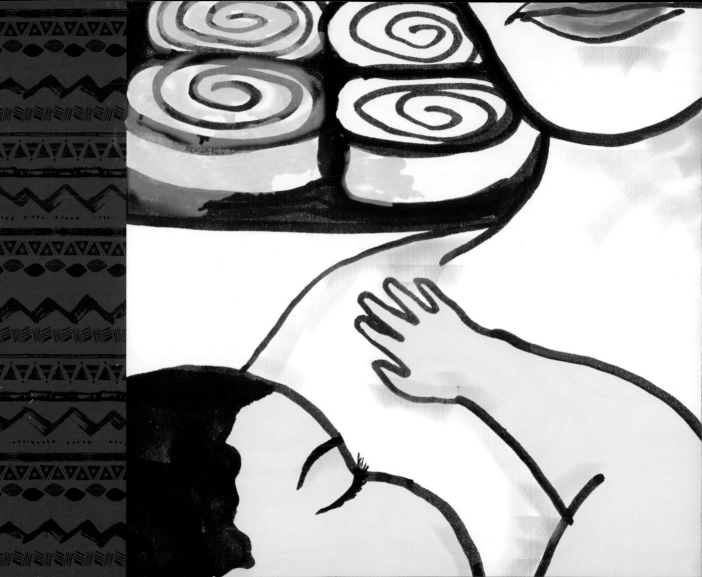

Mama's leche

La leche de Mamá

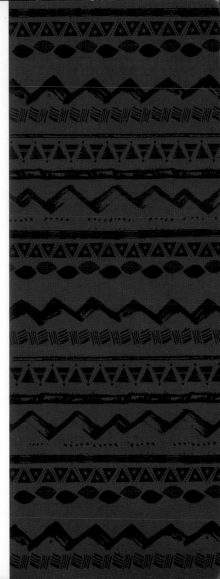

Illustrations by Mia Ortiz

Cover & interior layout: Jacques Laliberté / laliberte16@hotmail.com

Library of Congress Control Number: 2017934171

HOHM PRESS
P.O. Box 4410
Chino Valley, AZ 86323
800-381-2700

www.hohmpress.com
www.kalindipress.com
www.familyhealthseries.com

This book was printed in China.